CONTRIBUTION A L'ÉTUDE

DES ABCÈS FROIDS

DES

PAROIS DU THORAX

PAR

Paul CITERNE

Docteur en médecine de la Faculté de Paris.

PARIS

A. PARENT, IMPRIMEUR DE LA FACULTÉ DE MÉDECINE

A. DAVY, successeur

52, RUE MADAME ET RUE MONSIEUR-LE-PRINCE, 14

1884

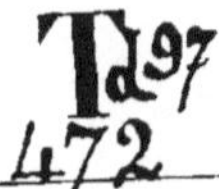

CONTRIBUTION A L'ÉTUDE

DES ABCÈS FROIDS

DES

PAROIS DU THORAX

PAR

Paul CITERNE
Docteur en médecine de la Faculté de Paris.

PARIS
A. PARENT, IMPRIMEUR DE LA FACULTÉ DE MÉDECINE
A. DAVY, successeur
52, RUE MADAME ET RUE MONSIEUR-LE-PRINCE, 14

1884

A LA MÉMOIRE DE MON PÈRE

A MA MÈRE

A MES SŒURS ET A MON BEAU-FRÈRE

A MES TANTES ET A MON ONCLE

A MES PARENTS

A MES AMIS

A MON PRÉSIDENT DE THÈSE

M. LE PROFESSEUR GUYON

Membre de l'Académie de médecine
Chevalier de la Légion d'honneur, etc.

A MES PREMIERS MAITRES

MM. LES PROFESSEURS DE L'ÉCOLE
DE MÉDECINE ET DE PHARMACIE DE NANTES.

CONTRIBUTION A L'ÉTUDE

DES

ABCÈS FROIDS

DES PAROIS DU THORAX

INTRODUCTION.

Les abcès froids des parois du thorax présentaient, il y a quelques années, plus d'intérêt qu'aujourd'hui, en ce qu'ils paraissaient se rattacher fréquemment à une inflammation chronique des couches externes du périoste des côtes. Aujourd'hui, il est démontré que cette périostite peut se développer non seulement au thorax, mais dans tous les points du squelette.

Quoique cette affection soit passée, par conséquent, dans le domaine de la pathologie générale, nous avons cru, en raison de sa nouveaute et de sa fréquence en cetet région, devoir y insister d'une façon toute spéciale. Nous avons, d'ailleurs, de cette variété d'abcès, une observation inédite qui a présenté des particularités assez remarquables. Nous la devons à l'obligeance de M. Picqué, chef de clinique, auquel nous devons en même temps le sujet de cette thèse. Nous le prions de vouloir bien agréer nos sincères remerciements.

Nous avons dû limiter autant que possible un sujet déjà trop vaste pour nous. C'est ainsi que nous avons laissé de côté les abcès ossifluents de la colonne vertébrale et du sternum. Enfin, nous nous sommes arrêté principalement sur la pathogénie et le traitement de ces abcès.

Qu'il nous soit permis, avant d'entrer dans cette étude, de remercier M. le professeur Guyon de l'honneur qu'il nous a fait en acceptant la présidence de cette thèse et de la bienveillance qu'il a toujours eue pour nous.

HISTORIQUE.

Les opinions des auteurs qui ont écrit sur cette question, devant revenir fréquemment dans le cours de cette étude, nous ne nous arrêterons pas longtemps sur la partie historique. Nous nous bornerons à un exposé sommaire.

La plupart des abcès des parois du thorax étaient attribués autrefois à la nécrose et à la carie des côtes, bien que dans la plupart des cas on ne rencontrât pas à l'ouverture de ces abcès de dénudation osseuse. Les chirurgiens militaires, qui avaient fréquemment occasion de les constater sur les jeunes soldats, les regardaient comme la conséquence des froissements et des contusions produits par le fusil et les pièces de l'équipement.

Le premier travail un peu étendu qui ait été fait sur cette question est dû à Ménière et parut en 1829 dans les *Archives de médecine*. Ce chirurgien présentait un certain nombre d'observations d'abcès froids situés sur le trajet des côtes et sans dénudation osseuse. Il attribuait ces abcès aux tiraillements et à l'irritation produits par les secousses de la toux. L'année suivante, il publiait deux autres observations dans un supplément à son premier mémoire.

En 1859, paraissait le Traité de la suppuration et du drainage de Chassaignac. Nous y trouvons un grand nombre d'observations d'abcès froids par carie costale.

En 1865, dans un mémoire publié dans les *Archives*

de médecine, Leplet chercha à démontrer que les abcès froids thoraciques, non symptomatiques de lésions osseuses, étaient toujours la conséquence d'une pleurésie antérieure, quel que fût d'ailleurs le siège profond ou superficiel de l'abcès, et le moment plus ou moins éloigné où il faisait son apparition.

En 1873, M. Choné, médecin stagiaire au Val-de-Grâce, s'inspirant des idées et des leçons de son maître, M. le professeur Gaujot, décrivit dans sa thèse inaugurale une variété d'abcès inconnue jusqu'alors et qui serait consécutive à une inflammation des couches externes du périoste.

En 1876, M. le professeur Duplay, dans une clinique publiée dans le *Progrès médical*, divisait les abcès chroniques des parois du thorax en abcès du tissu cellulaire, abcès ossifluents et abcès périostiques. Peu de temps après, paraissait dans le même journal une lettre de M. le professeur Verneuil, contestant l'existence des abcès périostiques, qui, d'après l'éminen-chirurgien, ne seraient que des abcès développés dans des bourses séreuses que l'on rencontre sous les muscles de cette région.

En 1877, M. le professeur Duplay décrit dans son Traité de pathologie externe les abcès froids périostiques de la paroi du thorax. Il se propose de démontrer que ces abcès peuvent affecter tous les points du squelette. Cette démonstration est faite, en effet, au Congrès de Genève de la même année.

Citons encore un mémoire de Bousquet, publié en 1878, dans les *Archives générales de médecine*, renfermant trois observations d'abcès froids périostiques des parois du thorax, recueillies dans le service de M. Dauvé, à l'hôpital militaire du Gros-Caillou, et un article intéressant publié la même année par Paulet dans le *Dictionnaire* de Dechambre (article Côtes, Abcès périostiques).

Enfin, en 1881, une observation d'abcès froid consécutif à la pleurésie, recueillie dans le service de M. Raynaud et commentée dans la *Gazette des hôpitaux*.

L'abcès périostique occupe, comme on le voit, dans ce tableau, une place prépondérante, soit qu'en effet il soit plus fréquent à la paroi thoracique, soit que la nouveauté de cette affection, connue depuis dix ans à peine, ait attiré spécialement l'attention des chirurgiens.

ÉTIOLOGIE. — PATHOGENIE.

Les abcès froids des parois thoraciques peuvent se rattacher à deux ordres de causes, des causes spéciales à cette région, telles que les affections des organes intra-thoraciques, et, en première ligne, la pleurésie; des causes générales, comprenant les traumatismes et les diathèses et qui sont celles de tout abcès froid. Nous allons successivement les passer en revue.

Maladies de la plèvre et du poumon. — Les abcès des parois du thorax sont fréquents dans la pleurésie. Ils sont phlegmoneux ou chroniques. Ces derniers, beaucoup plus rares, surviendraient surtout à la suite des épanchements anciens. D'après Leplat, ils seraient le résultat d'une inflammation propagée de la plèvre aux tissus voisins et qui peut s'étendre aux parois du thorax aussi facilement qu'aux poumons, au médiastin ou au péricarde. Elle envahirait d'abord le tissu cellulaire sous-séreux et déterminerait en ce point un foyer purulent qui n'apparaitrait que secondairement à l'extérieur. Mais lorsque l'abcès se développe tardivement et à une époque éloignée du début de la maladie, on peut se demander s'il n'existe pas un autre processus pathogénique. Pour Leplat, il s'agirait dans ce cas d'un travail inflammatoire latent qui ne donnerait lieu que tardivement à la formation du pus. Legrand (1) donne une explication différente : « Le pou-

(1) Legrand. Thèse de Paris, 1876.

mon, dit-il, qui s'est trouvé rétracté et diminué de volume, ne peut plus jouir de toutes ses propriétés élastiques et il y a tiraillement des adhérences.... Ne pourrait-on pas penser que, sous l'influence de certaines conditions générales du malade, au lieu de voir la dilatation des bronches se produire, on pourrait voir la plèvre costale se détacher, se décoller en un point où sa connexion avec la paroi thoracique serait moindre, comme par exemple au niveau de la côte ? Alors le tissu sous-séreux tiraillé, déchiré, s'enflammerait, d'où production d'un abcès sous-pleural. » Dans cette hypothèse, il ne s'agirait plus d'une propagation inflammatoire de tissu à tissu. Le pus prendrait naissance dans les cavités produites par le décollement de la plèvre, sous l'influence de l'irritation exercée par les tiraillements du tissu cellulaire.

D'après M. le professeur Duplay,(1) le tissu cellulaire sous-séreux ne serait pas seul atteint. Le périoste, dans ses couches extérieures, participerait à l'inflammation. Il se produirait, en un mot, un abcès périostique sous-costal.

Cette périostite ne doit pas être confondue avec celle qu'a observé Parise à la suite d'épanchements pleurétiques. Celle-ci est la périostite phlegmoneuse commune, n'intéressant que la face profonde du périoste et aboutissant à des ostéophytes des côtes.

D'après Leplat, la pleurésie agirait à plus longue portée et pourrait déterminer la formation d'abcès primitivement extra-musculaires. Que ces abcès surviennent dans le cours de la pleurésie ou longtemps après, Leplat ne voit pas d'exception à sa règle, si ce n'est pour

(1) Duplay, Pathol. externe. T. V., p. 538.

les abcès ossifluents. Tous les autres abcès développés sur le trajet des côtes seraient dus à une pleurésie ancienne ou récente. C'est ainsi que nous voyons dans une de ses observations un abcès apparaître deux ans après la guérison de l'inflammation pleurale; dans une autre, un abcès du côté gauche survenir à la suite d'une pleurésie droite; dans une troisième, l'abcès se développer sur le sternum. Dans ces cas l'inflammation s'étendrait du tissu sous-séreux au périoste et de là au tissu cellulaire extra-thoracique qui « deviennent alors un centre de rayonnement d'où tirent leur origine les abcès situés sous le grand pectoral, le trapèze et le rhomboïde ». Ce n'est qu'après un temps assez long que le pus arriverait sous l'aponévrose d'enveloppe de ces muscles.

Il est difficile, comme le fait remarquer Chené (1), d'admettre une inflammation latente qui, pendant plusieurs mois, ne se manifeste par aucun signe, et puis tout à coup se réveille pour abcéder les tissus voisins. Comment s'expliquer, d'ailleurs, que le tissu sous-pleural, en contact direct avec le feuillet pleural enflammé, ait pu être épargné, tandis qu'à quelques centimètres plus loin, le tissu cellulaire ait été atteint?

Leplat paraît se rapprocher davantage de la vérité lorsqu'il met en cause l'état cachectique qui suit fréquemment les pleurésies de longue durée, et prédispose les malades aux suppurations secondaires. C'est ainsi que dans toute affection qui épuise l'individu, on voit survenir des abcès, non seulement au voisinage des parties malades, mais dans des points plus ou

(1) Chené. Thèse de Paris, 1873.

moins éloignés. Nous sommes plus disposés à accepter l'action prépondérante de ces causes générales qu'une propagation inflammatoire le plus souvent problématique.

On a pu se demander si, dans un grand nombre de cas, l'épanchement pleurétique n'était pas plutôt la conséquence que la cause de l'abcès. A priori, nous pourrions répondre négativement, puisque nous voyons presque toujours l'abcès consécutif à l'épanchement pleural. Mais dans quelques circonstances où l'on a trouvé une inflammation légère de la séreuse exactement limitée au niveau du siege de l'abcès, il était rationnel de la considérer comme consécutive (Duplay). Billroth et Wunderlich, qui s'étaient occupés de cette question avant Leplat, considéraient la pleurésie comme secondaire. Pour ces auteurs, l'inflammation débuterait dans le tissu sous-séreux de la plèvre costale. C'est ce qu'ils appelaient la péripleurite, affection aiguë, différente par conséquent des abcès à marche chronique dont nous nous occupons ici. Nous trouvons également dans la thèse de Legrand un certain nombre d'observations de pleurésies secondaires à l'abcès. Mais il s'agit encore là d'abcès phlegmoneux ayant par conséquent une grande tendance à envahir les tissus voisins. L'abcès froid se comporte généralement d'une façon différente. Le feuillet séreux s'épaissit simplement à son contact et l'inflammation ne se généralise pas. Bousquet, dans son étude des abcès périostiques, serait disposé à regarder l'abcès comme la cause de la pleurésie, même lorsqu'il est sus-costal et séparé de la plèvre par une certaine épaisseur de tissus. L'inflammation se propagerait du périoste de la côte au tissu cellulaire sous-pleural et la séreuse s'enflammerait secondairement. Il y a là, comme on le voit, une marche absolument inverse de celle décrite par Leplat. Dans une de nos observations, nous voyons également la pleurésie être consécutive (obs. XII). Mais il s'agit là d'une pleurésie a frigore, et non d'une pleurésie secondaire. L'abcès était d'ailleurs ossifluent, et nous verrons que ce sont surtout ces abcès qui déterminent des complications du côté de la cavité pleurale. Comme conclusion, nous croyons, d'après un grand nombre des observations de Leplat, d'après l'obs. II. qui est manifestement un exemple d'abcès secondaire à la pleurésie, que cette affection peut déterminer la formation d'abcès dans le tissu cellulaire sous-pleural. Nous croyons également qu'il existe des pleurésies secondaires. Mais elles seraient moins fréquentes et surtout consécutives aux lésions des côtes.

Il existe également des observations d'abcès développés dans le cours de la phthisie pulmonaire au niveau des cavernes tuberculeuses. Mais il s'agit là le plus souvent de l'ouverture de ces cavernes dans les espaces intercostaux, à la suite de l'ulcération de la plèvre et du muscle intercostal interne. Dans des cas plus rares, l'abcès se développe primitivement sur place et sans communication avec le poumon. M. Bouchut en publie une observation dans son mémoire sur les fistules thoraciques. Voici quel serait le mode de formation de ces abcès : lorsqu'une caverne est superficielle, il se produit au voisinage une pleurite circonscrite suivie de la formation de fausses membranes. Les deux feuillets adhèrent ensemble; le tissu sous-pleural s'enflamme à son tour et suppure. Tel peut être le point de départ de fistules pneumo-cutanées (1).

Les autres maladies du poumon sont rarement suivies d'abcès froids des parois du thorax. Dans la plupart des cas signalés, il faut voir de simples coïncidences. Ménière attribuait la formation des abcès qui survenaient dans ces circonstances à l'ébranlement produit par les secousses de la toux. Leplat s'est chargé de réfuter cette opinion. Il considère que ces abcès sont rares dans les maladies à toux quinteuse, bronchite, coqueluche, etc., fréquents au contraire dans la pleurésie, qui ne s'accompagne pas de violentes quintes de toux, qu'ils siègent en outre le plus souvent à la région moyenne du thorax, beaucoup moins ébranlée par les secousses de la toux que la région inférieure. « Cependant, ajoute-t-il, les efforts de toux peuvent devenir une cause d'inflammation secondaire par les tiraillements qu'ils peuvent exercer sur le poumon et les côtes, fixés l'un à l'autre par d'anciennes adhérences. » Ménière reconnaissait d'ailleurs que l'âge avancé des malades et leur constitution affaiblie pouvaient être une cause prédisposante.

Traumatisme. — Les théories que nous venons d'exposer peuvent expliquer la formation de certains abcès sous-pleuraux, primitivement développés dans le tissu sous-séreux et indépendants d'altérations osseuses. Mais elles ne sauraient s'appliquer, comme l'ont voulu Leplat et Ménière, aux abcès développés primitivement en dehors du plan des côtes et des intercostaux. Le plus souvent, en effet, le malade ne

(1) Lachapelle. Thèse de Strasbourg, 1868.

présente pas trace de pleurésie et il faut chercher, soit dans l'état général, soit dans le traumatisme, la cause prédisposante ou occasionnelle de l'abcès.

Le traumatisme ne paraît pas jouer le rôle considérable que lui attribuaient les médecins militaires. Ceux-ci n'observant, le plus souvent, chez les jeunes soldats porteurs de ces abcès, aucune diathèse capable d'expliquer leur formation, les attribuaient aux froissements des courroies du sac, du ceinturon, des buffleteries qui venaient se croiser sur la poitrine, ou bien aux contusions produites par le sabre et le fusil pendant les exercices. Mais on n'a pas remarqué que ces abcès fussent devenus beaucoup moins fréquents dans l'armée depuis la suppression des buffleteries. Ils sont, d'ailleurs, aussi fréquents dans la population civile (Duplay). Cependant, chez un individu prédisposé, le traumatisme peut devenir une cause occasionnelle.

Vesseaux cite, dans sa thèse, l'observation d'un malade atteint de pleurésie et qui, à la suite d'un violent effort ayant probablement déterminé la rupture de quelques fibres du grand pectoral du côté opposé à l'épanchement, vit se développer un abcès froid au point douloureux.

Dans l'observation VI, nous voyons survenir un abcès froid périostique à la suite d'une chute dans un escalier, et, dans l'observation XIV, un accident semblable déterminer de la carie costale et un abcès consécutif. Comme on le voit par ces exemples, il se produirait sous l'influence du traumatisme des abcès à points de départ différents, suivant le degré de résistance au processus morbide des différents tissus de la paroi. Mais cette cause qui, nous le répétons, n'est qu'occasionnelle, fait le plus souvent défaut, et l'abcès se développe spontanément sous l'influence d'une diathèse.

Diathèses. — En première ligne, nous pouvons citer la tuberculose et la scrofule. Choné, qui décrivit le premier l'abcès périostique à la région du thorax, le considérait comme le résultat d'une inflammation simple des couches externes du périoste. Aujourd'hui, cette affection a été étudiée en d'autres points du corps, et des examens histologiques ont démontré qu'elle était tuberculeuse.

Peut-être en est-il de même pour les abcès développés dans le cours de la pleurésie. Legrand parlait de l'irritation produite sur le tissu cellulaire sous-séreux par le tiraillement des adhérences. Cette irritation ne serait-elle pas une circonstance favorable ou prédisposante pour le développement du tubercule dans ce tissu et le périoste sous-jacent, devenant, pour ainsi dire, dans ces cas, une sorte de *locus minoris resistentiæ* ?

L'absence d'antécédents scrofuleux ou de tubercules dans le poumon ne doit pas faire éliminer la diathèse tuberculeuse. Chez des malades qui présentaient un état général satisfaisant, l'examen histologique des fongosités de l'abcès a fait constater la présence des tubercules (obs. III et XII).

Nous avons dit que les abcès froids du thorax étaient fréquents chez les jeunes soldats, non en raison des traumatismes auxquels ils sont exposés, mais par suite des conditions générales dans lesquelles ils se trouvent placés. Des fatigues excessives, une nourriture souvent insuffisante, le manque d'air respirable pendant la nuit, résultant de l'accumulation d'un grand nombre d'hommes dans des espaces trop étroits, toutes conditions auxquelles échappent les officiers, presque toujours indemnes de ces lésions, déterminent, au contraire, chez les jeunes soldats, un affaiblissement de la constitution, une sorte d'anémie spéciale qui, d'après Choné, « n'est pas encore la scrofule, mais s'en rapproche sous d'autres caractères », état que M. Gaujot qualifie de lymphatisme purulent et qui pourrait bien être le premier degré de la diathèse tuberculeuse. Si l'on suivait tous ces malades chez lesquels on a guéri une simple manifestation locale, peut-être assisterait-on à une époque plus ou moins éloignée à l'évolution de la phthisie pulmonaire.

Enfin nous voyons ces abcès survenir à la suite de toute maladie ayant plus ou moins débilité l'organisme, les fièvres éruptives, variole; etc. Vesseaux cite le cas d'une femme de 64 ans qui, à la suite de cette dernière affection, eut coup sur coup cinq abcès froids dans les régions thoracique et abdominale. Nous avons également une observation (obs. XIII) d'abcès ossifluent survenu à la suite de la fièvre typhoïde. Dans ces derniers cas, la diathèse tuberculeuse ne nous paraît pas devoir être mise en cause. Cependant, à part cette exception et les cas dans lesquels la lésion de l'os est syphilitique, on peut la considérer généralement comme étant de nature tuberculeuse.

Point de départ de l'abcès. — En nous occupant de l'étiologie de ces abcès, nous avons vu qu'ils pouvaient présenter des points de départ différents, que les uns se développaient dans le tissu cellulaire ou le périoste, que les autres étaient symptomatiques de lésions des os de la cage thoracique.

Nous avons parlé de l'abcès développé dans le tissu cellulaire sous-séreux sous l'influence de la pleurésie. Nous n'avons pas à y revenir. Nous n'avons pas à insister davantage sur les abcès qui peuvent se développer dans le tissu cellulaire en un point quelconque de la paroi.

Quant aux abcès périostiques, cette variété serait moins facilement admise. M. le professeur Verneuil les considérait comme développés, non dans les couches externes du périoste (Choné, Duplay), mais dans de véritables bourses séreuses, situées en cette région et injectées par son préparateur, M. Nepveu :

« Si l'on dissèque, dit-il, couche par couche, le bord antérieur et inférieur de la cage thoracique, la surface externe des côtes semble toute disséquée. Le périoste costal est complètement à nu, lisse, presque brillant, et comme recouvert par une pseudo-séreuse. Si, au lieu d'enlever complètement les muscles, on les détache et on les soulève doucement, on remarque, entre leur face profonde et le rebord costal, de véritables espaces plus ou moins grands, plus ou moins exactement limités et qui rappellent les bourses séreuses qu'on voit en divers points du corps, là où les parties molles frottent sur les saillies osseuses. Je pense que, là où il existe une cavité virtuelle, il peut, sous l'influence de causes accidentelles, s'accumuler du liquide et en particulier chez les sujets prédisposés ; que ce pus baignera directement la surface externe du périoste, lequel fera partie de la cavité purulente et sera recouvert par la membrane pyogénique. »

(1) Verneuil. Lettre à M. Duplay. Progrès médicale, 1876.

Il n'est pas douteux que ces bourses séreuses ne puissent être le point de départ d'abcès de la paroi. Mais ceci n'infirmerait point l'existence d'abcès périostiques. Bousquet fait remarquer, d'après Kolliker, la richesse vasculaire et nerveuse des couches externes du périoste, dont les couches profondes sont dépourvues de vaisseaux et simplement traversées par ceux qui se rendent à l'os. Un tissu aussi vasculaire présenterait des conditions favorables à l'inflammation et, nous pouvons ajouter, au développement des tubercules.

Mais aujourd'hui, comme nous l'avons déjà dit, il a été démontré que cette périostite n'est pas spéciale à la région thoracique ; on l'a rencontrée en d'autres régions, c'est-à-dire en des points où l'on ne pourrait invoquer l'existence de bourses séreuses.

Si nous en croyons un passage de la thèse de Cartier, M. Verneuil admettrait actuellement l'existence de cette périostite. Des examens histologiques bien faits lui auraient démontré l'existence de nodules tuberculeux sur le périoste.

Ce qu'on peut aussi se demander, c'est si cette périostite ne serait pas secondaire et consécutive à un abcès tuberculeux du tissu cellulaire : « Dans certains endroits, disent MM. Brissaud et Josias (1), où les parties sous-jacentes sont peu épaisses, où les produits néoplasiqnes siègent au voisinage des os, notamment sur la région de la voûte cranienne, il est fréquent d'assister à une inflammation externe du périoste. » A plus forte raison un abcès développé sous

(1) Brissaud et Josias. Gommes scrofuleuses. Revue mens. de méd. et de chir., 1879.

les muscles de la paroi thoracique, en contact immédiat avec le périoste, pourrait-il déterminer une périostite externe secondaire. Quelle que soit l'hypothèse que l'on admette, l'inflammation simple ou tuberculeuse des couches externes du périoste n'en existe pas moins, comme le démontre l'épaississement que présente cette membrane à l'ouverture de l'abcès (obs. VII).

D'après M. Charvot, l'abcès froid périostique est plus fréquent à la paroi thoracique qu'en tout autre région. Sur un relevé général de cas observés à la clinique chirurgicale du Val-de-Grâce dans une période de dix ans, ce chirurgien en a noté 27 pour les côtes et 49 seulement pour les autres os réunis.

Citons également, comme point de départ possible des abcès de cette région, les ganglions lymphatiques échelonnés le long des vaisseaux et nerfs intercostaux et de l'artère mammaire interne. M. Verneuil a observé un abcès en bissac ayant eu pour point de départ un de ces ganglions (1).

Enfin, l'abcès froid peut être symptomatique d'une lésion des côtes, du sternum ou de la colonne vertébrale. Autrefois, les abcès de cette région étaient considérés comme se rattachant le plus souvent à l'ostéite des côtes. Et cependant, dans les observations citées, on ne trouvait souvent pas de dénudation osseuse à l'ouverture de l'abcès (Beurdy, thèse).

Dans d'autres cas, au contraire, où la côte est dénudée, on peut se demander si cette altération n'est pas secondaire et due à la présence prolongée du pus au contact de l'os. C'est ainsi que, dans l'observa-

(1) Verneuil. Loc. cit.

tion II, on on aurait pu attribuer la formation de l'abcès à la carie costale que l'on constatait avec le stylet. Or, cet abcès dépendait manifestement d'un épanchement pleurétique. Une autre de nos observations nous présente également des points de dénudation osseuse secondaire (obs VIII). Mais nous remarquerons que ces altérations sont toujours peu étendues et peu profondes, que l'os, quoique dénudé, présente ses caractères normaux : qu'en un mot, on ne peut les considérer comme de la carie osseuse. Aussi pourrons-nous prendre, pour règle, cette opinion de Boyer : « Si, à l'ouverture d'un abcès placé sur un os, on trouve celui-ci carié ou nécrosé, c'est qu'alors la substance osseuse a été primitivement affectée et que l'abcès a été l'effet et non la cause de l'altération de l'os. » Ajoutons que ces abcès nous paraissent être, à cette région, la variété la plus fréquente.

Formation des abcès sous-pleuraux. — Nous avons vu qu'il pouvait se développer des abcès dans le tissu cellulaire sous-pleural sous l'influence d'un épanchement pleurétique. Ces abcès peuvent reconnaître des causes différentes. Nous citerons d'abord les altérations des vertèbres et de l'extrémité postérieure des côtes pouvant donner lieu à des fusées purulentes qui décolent la séreuse dans une plus ou moins grande étendue. Lorsqu'il existe de la nécrose ou de la carie siégeant sur le trajet des côtes à la face interne de ces os, il se produira de même un abcès sous-pleural ossifluent. Cet abcès sera en même temps sus et sous-costal si la lésion s'étend à toute la circonférence de l'os.

Mais on peut se demander si un abcès primitivement sus -costal ne pourrait pas donner lieu à la formation d'un foyer sous-costal secondaire. Quoique nous ayons dans l'observation VIII un exemple frappant d'un fait semblable, nous croyons néanmoins que ces cas sont les moins communs. Le plan des intercostaux et des côtes, doublé de fortes aponévroses, oppose généralement au pus une assez grande résistance qui l'oblige à se porter vers l'extérieur.

Quant aux abcès sous-pleuraux, ils ont plus de tendance à se frayer un passage à travers les muscles de la paroi qu'à s'ouvrir dans la cavité pleurale. (Obs. I et II.)

Il est donc plus commun, dans les abcès en bissac, de voir le foyer extérieur consécutif au foyer profond.

ANATOMIE PATHOLOGIQUE.

Abcès du tissu cellulaire et abcès périostiques. — L'abcès froid du tissu cellulaire peut siéger en un point quelconque de la paroi thoracique, soit dans le tissu cellulaire sous-cutané, soit entre les différents plans de muscles ou dans l'interstice même des fibres musculaires, soit enfin plus profondément dans les bourses séreuses qu'on rencontre entre les côtes et les muscles de la paroi. Dans l'observation III, un abcès étendu de la région dorsale paraît avoir eu pour point de départ la bourse séreuse sous-scapulaire. Ces abcès se présentent en cette région avec leurs caractères ordinaires. L'abcès périostique, plus commun que le précédent est souvent fréquent à la paroi antéro-latérale. Il siège de préférence au voisinage des cartilages costaux ou sur une ligne verticale qu'on abaisserait du sommet de l'aisselle. Ceux qui se développent en arrière de cette ligne occupent surtout des points rapprochés de l'angle des côtes. Enfin on peut les rencontrer sur le sternum ou les cartilages costaux. Ils sont plus communs à la région moyenne du thorax qu'aux parties supérieure et inférieure.

D'après MM. Bousquet et Charvot, ces abcès présentent les caractères suivants :

Dans une première période on constate, à la suite de l'incision de l'abcès, l'épaississement du périoste costal, et le gonflement adémateux du tissu cellulaire périphérique (obs. V). A la seconde période apparaît la suppuration. L'abcès peut avoir alors le volume d'une mandarine. Il renferme un pus de bonne apparence qui, d'après M. Gaujot, serait formé au début par le tissu cellulaire enflammé autour de la périostite, plus tard par le périoste lui-même. Celui-ci se présente sous l'aspect d'une masse épaissie. lardacée, couverte de granulations. Ses deux couches sont confondues et difficiles à séparer l'une de l'autre. La cavité de l'abcès est traversée par des brides fibreuses, constituées par des débris de muscles (obs. VII). Ces lésions sont de nature tuberculeuse, comme l'ont démontré des examens histologiques pratiqués en différentes régions (1).

La troisième période est celle des fongosités. Quand elles sont très abondantes et que l'abcès n'a pas encore acquis un grand volume, la cavité centrale peut être très petite (obs. VIII). Dans cette observation le périoste n'était pas très épaissi. Mais ce qui pouvait faire considérer cet abcès comme un abcès périostique, c'était l'adhérence de la poche au périoste costal avec lequel elle semblait faire corps.

Il n'est pas rare, à une période plus ou moins avancée, de constater l'ulcération du périoste et la dénudation du tissu osseux (obs. VIII). Cette dénudation est généralement très limitée. L'os peut être légèrement excavé et érodé ; il est rare qu'il présente les caractères de la nécrose et de la carie (Duplay). Le périoste est facile à décoller de l'os sous-jacent. Celui-ci est injecté et friable et se laisse facilement pénétrer par un stylet.

On constate quelquefois des ostéophytes dus à l'inflammation concomitante des couches profondes du périoste.

(1) Charcot, Gaz. hebd., 1879.

Dans une quatrième période, il existe des fistules par lesquelles font saillie des fongosités.

Ces abcès ne différeraient donc des abcès froids ordinaires que par l'adhérence considérable de leurs parois au périoste et l'épaississement de cette membrane.

Abcès ossifluents. — L'abcès ossifluent peut être sessile, mais souvent le pus a fusé à une certaine distance et la poche cesse d'être en rapport avec la lésion osseuse primitive. C'est ce que l'on observe surtout dans les abcès venant des vertèbres ou de l'extrémité posterieure des côtes. Lorsque la lésion osseuse siège dans les régions latérales ou antérieures du thorax, il est moins commun d'observer ces fusées purulentes. L'abcès situé, au début, sous les muscles de la paroi est bientôt en rapport avec les couches superficielles. Il peut, comme dans le cas précédent, présenter des brides fibreuses ou des cloisonnements multiples comme dans les ventricules du cœur (obs. IX). Enfin, la poche de l'abcès peut se remplir de fongosités. La lésion osseuse (carie ou nécrose) est souvent peu étendue et peu en rapport avec les dimensions d'une vaste poche fongueuse. Le point carié atteignant souvent à peine le volume d'une tête d'épingle, disparaît sous les fongosités et est quelquefois dificile à apercevoir. Dans d'autres cas, la poche est petite et les lésions osseuses comparativement étendues. La côte peut présenter de l'épaississement et de la déformation bien au delà des limites de la collection purulente.

Abcès sous-pleuraux. — Ces abcès présentent les mêmes connexions avec les lésions des os ou du périoste. Le plus souvent il existe un foyer extérieur avec lequel ils communiquent. Ils peuvent être peu étendus, plus ou moins fongueux, soulevant le feuillet pariétal qui peut ne pas présenter d'altération (obs. VIII). D'autres fois il existe une vaste poche purulente s'étendant de l'extrémité chondrale à l'angle des côtes et pouvant présenter en hauteur d'aussi vastes proportions (obs. I). La plèvre, refoulée en dedans est épaissie, couverte de fausses membranes, presque toujours intacte dans sa continuité. Les deux feuillets peuvent adhérer entre eux, et le poumon constituer alors la paroi interne de l'abcès. La paroi externe est formée par le plan des intercostaux et des côtes. Les muscles sont ramollis, percés d'une ou de plusieurs ouvertures, mettant en communication ces foyers avec des foyers extérieurs (abcès en bissac). Les côtes peuvent être saines ou présenter de la périostite externe, de la nécrose ou de la carie. Lorsque celle-ci est avancée et affecte tout le pourtour de l'os on peut voir celui-ci tellement rétréci qu'il puisse se rompre au moindre choc. Dans ces cas il peut exister une poche unique soulevant d'un côté la plèvre, de l'autre les muscles superficiels et dans laquelle l'os malade baigne dans une étendue plus ou moins considérable.

Lésions des organes voisins. — Ces lésions sont des plus fréquentes. Dans la plèvre on rencontre des épanchements ou des fausses membranes. Les sommets sont souvent le siège des tubercules plus ou moins avancés.

SYMPTOMES.

La douleur peut précéder de longtemps l'apparition de la tuméfaction. Peu vive, elle est généralement limitée au point qui sera le siège de l'abcès. Elle ne présente pas les phénomènes d'exaspération qui accompagnent les abcès périostiques et ossifluents des membres à la suite de la marche et des fatigues. Elle est surtout en rapport avec l'état des organes respiratoires et se trouve réveillée ou exaspérée par les secousses de la toux, l'éternuement, les mouvements du thorax. Par exception elle peut s'irradier vers le sternum et la colonne vertébrale, quelquefois même vers le plexus brachial lorsque la lésion siège au niveau des premières côtes. Ces phénomènes d'irradiations se rencontrent surtout dans les altérations osseuses. Dans certans cas la douleur peut manquer et la présence d'une tumeur vient seule attirer l'attention du malade.

S'il s'agit d'un abcès froid ordinaire on constate au début une petite tumeur de consistance dure roulant sous le doigt sans adhérence aux os et aux parties profondes.

Dans les deux autres variétés d'abcès, la tumeur adhère, au contraire, fortement au tissu osseux. Elle semble faire corps avec la côte. A cette période, la tuméfaction de la périostite externe est dure, résistante, facile à circonscrire lorsqu'elle n'est pas située trop profondément. Elle donne la sensation d'un périoste infiltré de lymphe plastique. C'est une sensation de rénitence qu'on peut trouver dans le tissu cellulaire enflammé (Choné). Elle se développe lentement en présentant une forme allongée suivant la direction de la côte. Elle peut, par exception s'étendre dans le sens vertical. A mesure qu'elle grossit, la douleur peut aller en diminuant, se réveillant seulement de temps à autre par la toux et les frottements. Si l'on applique la main aux deux extrémités de cette tumeur elle semble avoir quelques mouvements sur les parties profondes. Mais ces déplacements se passent dans la masse elle-même, c'est elle qui transmet ces mouvements communiqués (Bousquet). La fluctuation n'existe pas encore. Les ponctions n'amènent aucun liquide (obs. V). Cette période peut durer plusieurs mois et l'affection guérir sans passer au second degré. Il n'est pas rare de voir un coup accélérer sa marche.

L'adhérence aux os, la forme allongée parallèlement à l'axe de la côte, sont des caractères que présente aussi l'abcès ossifluent à son début. « Dans les suppurations qui partent des côtes, dit M. le professeur Richet (1), le pus, à cause de la grande résistance du périoste très dur qui les recouvre, reste assez longtemps en contact avec elles et suit forcément leur direction oblique. » Ce n'est qu'après un temps plus ou moins long que le périoste finit par s'ulcerer et que le pus peut faire irruption dans le tissu cellulaire.

Bientôt apparait la fluctuation, symptôme commun aux trois sortes d'abcès. Dans l'abcès périostique, la douleur peut diminuer au fur et à mesure de la formation du pus. Dans l'abcès froid ordinaire, elle apparaît souvent au moment où commence la suppuration.

(1) Richet. Anatomie médico-chirurgicale, 5e édition.

La fluctuation commence à se faire sentir au centre. A la circonférence il existe un bourrelet induré, dû à l'inflammation du tissu cellulaire périphérique. A ce niveau on détermine une douleur à la pression. Ce bourrelet se rencontre dans les trois sortes d'abcès. Dans certains cas, il peut faire défaut (obs. IV.)

Lorsqu'on cherche à déprimer les parois de l'abcès, si une couche musculaire trop épaisse ne gêne pas cette exploration, on peut quelquefois apprécier à travers les téguments, l'état des côtes sous-jacentes, et sentir les points cariés ou nécrosés, en un mot, les inégalités du tissu osseux. Le gonflement et la déformation, dit M. le professeur Duplay, peuvent s'étendre bien au-delà des limites de la collection purulente. On peut également percevoir l'épaississement du périoste costal. Dans une observation d'abcès froid périostique, empruntée à Cartier (obs. VII), l'épaississement de cette membrane donnait lieu à un phénomène particulier : les côtes semblaient non seulement augmentées de volume, mais encore paraissaient soulevées au-dessus du plan de la cage thoracique.

Lorsque ces abcès ne présentent pas de diverticules sous-pleuraux, on ne constate aucune réductibilité du volume de l'abcès. Ce fait pourrait néanmoins se rencontrer si la collection purulente présentait, par exemple, un foyer sous la peau et un autre sous le grand pectoral, communiquant ensemble par une boutonnière à travers les fibres de ce muscle. On ne constate pas non plus d'impulsion à la toux : « La collection purulente, dit Choré, est séparée de la plèvre par un plan très épais et très résistant; il en résulte que dans les efforts de toux il y a immobilité absolue dans la forme, la grosseur et les rapports de l'abcès. »

Dans certains cas, l'abcès peut présenter une forme bilobée, due à la fusion de deux abcès voisins. Car il n'est pas rare d'en voir un certain nombre plus ou moins rapprochés les uns des autres; lorsqu'ils arrivent à communiquer ensemble, il devient facile, par des pressions alternatives, de faire refluer le pus d'une poche dans l'autre (obs. VI).

La guérison peut survenir à cette période. Elle est fréquente dans l'abcès périostique; mais il n'est pas rare, à mesure qu'une tumeur, en voie de guérison, s'affaisse, d'en voir survenir d'autres qui évoluent de la même manière (obs. V); c'est ce qu'on a appelé la période des poussées succesives.

Lorsque l'abcès est ou devient sous-cutané, la peau, qui jusqu'alors avait présenté ses caractères normaux de couleur et d'épaisseur, prend une coloration rouge, s'amincit, se perfore et donne issue au pus par un ou plusieurs pertuis. Lorsque le pus est évacué, soit de cette manière, soit par la main du chirurgien, l'abcès prend souvent une forme cratériforme due à la saillie permanente du bourrelet périphérique, contrastant avec la dépression centrale; c'est alors qu'on peut constater avec le stylet l'état de la côte et du périoste. Dans l'abcès ossifluent, on arrive facilement à sentir les points cariés ou nécrosés, lorsque cet abcès n'est pas un abcès migrateur. Dans l'abcès périostique, on éprouve au stylet une sensation de velour. L'instrument est arrêté par une surface dure, lisse et membraneuse constituée par le périoste épaissi (obs. V et VI). Quand l'abcès communique avec un abcès voisin, le stylet s'engage dans les canaux plus ou moins longs et étroits qui servent de communication entre les deux poches (obs. VI).

Jusque-là nous ne nous sommes occupés que des abcès situés en dehors du plan des intercostaux et des côtes. Lorsqu'il existe un abcès sous-pleural sans prolongement à l'extérieur, il ne présentera souvent que des signes fonctionnels, douleur, dyspnée pouvant résulter de la compression du poumon par une poche plus ou moins volumineuse, palpitations ou syncopes, lorsque, voisin du péricarde, cet abcès gêne les mouvements du cœur. Mais, s'il existe en même temps un foyer sus-costal communiquant avec lui, on observe alors des symptômes caractéristiques tels que la réductibilité à la pression et dans les inspirations profondes (obs. I et VIII), la saillie et la tension de la tumeur dans l'expiration et dans les efforts de toux. On peut, en appliquant la main au niveau de l'abcès et en faisant tousser le malade, éprouver une sensation de choc. Après l'ouverture spontanée ou chirurgicale de l'abcès, on constate un nouveau caractère décrit par Chassaignac (1), et qu'il a observé dans les abcès sous-pleuraux par carie costale. « La collection purulente, dit-il, présente une paroi profonde qui suit les mouvements de la respiration. Comme conséquence de cette disposition, il arrive qu'après l'évacuation du pus, l'air tend à pénétrer dans le foyer pendant l'inspiration et qu'il en sort pendant l'expiration, l'effort, la toux. » Dans l'obs. VIII, on voyait, après l'ouverture de l'abcès et la résection de la côte, le feuillet pariétal, non enflammé, se soulever et se déprimer alternativement dans les mouve-

(1) Chassaignac. Suppuration et drainage.

ments respiratoires. Ce phénomène ne peut exister que s'il n'y a pas d'adhérences entre les deux feuillets de la plèvre. Notons enfin l'issue d'une certaine quantité de pus à chaque effort de toux (obs. I).

Dans ces conditions, les complications du côté des poumons ou des plèvres sont fréquentes : tantôt le pus ulcère le feuillet pariétal de la plèvre et s'échappe dans la cavité pleurale, où il détermine un empyème purulent ; tantôt on assiste au développement d'une pleurésie par propagation inflammatoire ou par irritation directe de la plèvre au contact des lésions osseuses. Dans quelques cas (1), à la suite de l'adhérence de deux feuillets de la séreuse, le pus s'ouvre un passage dans les poumons et les bronches, accident immédiatement suivi d'une vomique purulente et de phénomènes de suffocation graves.

C'est ainsi qu'on a vu des fragments d'os nécrosés ou cariés évacués dans les bronches et rendus par expectoration. Enfin, la séreuse peut rester saine, malgré la présence de fongosités sous-pleurales, après le raclage de ces fongosités et du feuillet pariétal lui-même (obs. VIII).

(1) Guérineau. Thèse de Paris, 1859.

MARCHE. — DURÉE. — TERMINAISONS.

La marche de ces abcès est toujours très lente. Leur durée peut varier en moyenne entre quelques mois et une ou deux années, en tenant compte des récidives. Ils peuvent guérir à toutes leurs périodes, même à celle des fongosités et des fistules. On voit alors la suppuration cesser peu à peu et la guérison survenir, laissant à sa suite une cicatrice déprimée et adhérente. Lorsque le périoste a été malade, il peut rester pendant longtemps épaissi et douloureux. La guérison est plus rare dans l'abcès ossifluent, la lésion osseuse entretenant constamment la suppuration. Mais il n'est pas rare, malgré la guérison de l'os, de voir l'abcès continuer d'évoluer.

On peut voir l'ancienne poche d'un abcès qui paraissait guéri subir ultérieurement la transformation kystique. Ce fait s'observe surtout dans les abcès d'origine osseuse. En 1881, M. Le Dentu (1) présentait à la Société de chirurgie un de ces kystes, résultant de la transformation d'un abcès froid d'origine costale. Entre ce kyste et le périoste de la troisième côte, il avait trouvé un tissu d'apparence fibreuse qui leur servait, en quelque sorte, d'intermédiaire. Pas de trace de canal au centre de ce tissu. Le périoste de la côte était épaissi. Mais le tissu osseux ne présentait après rugination aucun caractère indiquant une phlegmasie

(1) Société de chirurgie, 1881.

guérie. Il n'était pas douteux que cette côte n'eût été atteinte autrefois d'une ostéite superficielle, que la guérison de cette ostéite n'eût amené celle de l'abcès, et qu'enfin le kyste ne résultât de la transformation de l'ancienne cavité. Ce qui tendait à confirmer cette opinion, c'est que le malade présentait dans un point exactement symétrique une ostéite incontestable avec fistule ossifluente.

Une autre terminaison favorable consiste dans la transformation caséeuse du contenu de la poche.

Le plus souvent on voit l'abcès, abandonné à lui-même, continuer à suppurer d'une façon intarissable, et le malade qui pendant assez longtemps avait pu présenter un état général satisfaisant, se cachectiser peu à peu et succomber avec les symptômes de l'infection purulente ou de l'intoxication putride. Il peut également être enlevé par les complications pleuro-pulmonaires ou par la phthisie qui peut se manifester avant ou après l'apparition de ces abcès.

PRONOSTIC.

D'une façon générale, on peut dire que le pronostic est plus grave pour les abcès de cette région que pour ceux des autres points du corps, en raison des complications qui peuvent survenir du côté des organes ntra-thoraciques.

On peut porter un pronostic favorable lorsque l'état général est satisfaisant, que l'abcès ne présente pas de poche ou de diverticule sous-pleuraux, que les lésions osseuses sont peu étendues. L'abcès développé sous l'influence de la scrofule, ou symptomatique de lésions osseuses syphilitiques, est également moins grave que l'abcès de nature tuberculeuse.

D'après Bousquet, l'abcès froid périostique est généralement bénin. Lorsqu'il est indépendant de toute lésion viscérale, il aboutirait toujours spontanément à la guérison. Malheureusement, la guérison de l'abcès n'est pas celle de la diathèse tuberculeuse, dont on peut toujours craindre les manifestations ultérieures sur les viscères.

Les conditions défavorables résultent de l'état cachectique des malades ou de lésions tuberculeuses dans les poumons. Elles résultent également de l'étendue des altérations osseuses, d'une pleurésie primitive ou consécutive, de l'existence d'un foyer souspleural. La guérison de celui-ci est en effet difficile, en raison de sa situation profonde qui empêche d'agir sur ses parois et de la difficulté qu'apportent à leur accolement les mouvements continuels du thorax. Enfin, la situation trop élevée d'une fistule qui ne donne issue qu'à une partie du pus et permet à une certaine quantité de liquide de séjourner au fond de la poche est également un obstacle à la guérison.

Mais, je le répète, on pourra toujours compter sur l'efficacité d'une intervention active pourvu que le malade ne présente pas un état cachectique trop prononcé et qu'il n'y ait pas de signes de tuberculose pulmonaire.

DIAGNOSTIC.

La fluctation est un caractère commun aux trois sortes d'abcès. Elle est facile à constater lorsque l'abcès siège sous la peau ou aux régions inférieures du thorax où il n'est recouvert que par une faible épaisseur de parties molles. Mais s'il est situé sous une couche musculaire épaisse, telle que les muscles long-dorsal ou sacro-lombaire, la fluctuation sera moins facile à percevoir et il faudra souvent recourir à la ponction exploratrice pour s'assurer de l'existence du pus.

Le diagnostic de la variété d'abcès résulte de l'étude comparative que nous venons de faire. Cependant, dans un grand nombre de cas, on ne pourra le poser qu'après l'ouverture du foyer purulent. On pourra alors constater de visu ou à l'aide du stylet l'état des côtes et du périoste. On devra apporter une grande attention à la recherche des lésions osseuses qui, lorsqu'elles sont peu étendues, peuvent être cachées par les fongosités et passer inaperçues.

L'abcès sous-pleural peut être confondu avec une collection purulente formée par l'ouverture spontanée d'un empyème dans un espace intercostal. Dans les deux cas on observe les mêmes phénomènes de réductibilité ou d'impulsion à la toux. La constatation d'un épanchement pleurétique n'éclaire pas le chirurgien, puisque nous avons vu qu'ils accompagnent souvent ces sortes d'abcès. « Cependant, dit M. le professeur

Duplay (1), l'abcès pleural, consistant dans une collection purulente de la plèvre se faisant jour à l'extérieur à travers un espace intercostal est un fait rare. Il peut exister indépendamment de toute lésion apparente du périoste ou des côtes. Quant à distinguer l'abcès ossifluent de la colonne vertébrale des abcès sus et sous-costaux, le premier se reconnaîtra à l'intégrité du périoste et du squelette des côtes, en même temps qu'aux signes tirés de l'examen de la colonne dorsale. » On devra également se tenir en garde contre la gêne respiratoire résultant de la compression du poumon par une vaste poche purulente, et qui pourrait faire croire à une inflammation des organes respiratoires. Aussi faudra-t-il, par une auscultation attentive, se rendre compte de leur état.

Nous avons vu que la douleur pouvait précéder d'assez longtemps le développement de l'abcès, et présenter quelque ressemblance avec une névralgie intercostale. Mais, dans la névralgie, la douleur s'irradie sur le trajet du nerf ; elle présente son maximum aux points d'émergence des rameaux nerveux. Dans l'abcès, elle présente plus de fixité et est généralement limitée au point qui sera plus tard le siège de l'abcès. L'apparition de la tuméfaction suffira pour lever les doutes.

L'abcès froid ordinaire peut être confondu à sa première période avec les gommes syphilitiques qui peuvent se développer dans le tissu cellulaire sous-cutané de la paroi. Les antécédents du malade, la marche de la tumeur, sa tendance à guérir sous l'influence du traitement spécifique feront reconnaître la gomme

(1) Duplay. Pathol. ext. t., V. p. 541.

syphilitique. La peau peut s'ulcérer, il est vrai, au voisinage de la tumeur. Mais ici la peau s'ulcère par pression et non plus par envahissement, comme dans l'abcès froid : « C'est une perte de substance comme à l'emporte-pièce qui, très petite au début, augmente rapidement d'un jour à l'autre. Les parties voisines sont décollées. Au-dessous on trouve la gomme et son contenu, liquide gommeux, renfermant des débris caséeux ou filamenteux (1) ».

La fluctuation est un signe qui est commun aux abcès et aux kystes. D'après M. Duplay, ces derniers présentent une plus grande rénitence que les abcès froids. « Le développement de ces tumeurs, disent Brissaud et Josias, s'accompagne d'une fluctation franche et se produit sans aucun retentissement sur les ganglions et l'état général... On retirera des données précieuses de la ponction, de l'incision des poches kystiques, de l'examen de leur contenu. » Ajoutons que ces tumeurs sont peu fréquentes à la paroi thoracique.

Les lipomes donnent souvent une fausse sensation de fluctuation. Ils peuvent être mous, arrondis, non lobulés. Ils sont fréquents à la région dorsale et peuvent se confondre facilement avec les abcès de cette région. On les rencontre exceptionnellement aux parois antéro-latérales du thorax. En cas de doute, on peut pratiquer une ponction exploratrice.

La dureté considérable de l'abcès périostique au début, son adhérence aux côtes, peuvent les faire confondre avec une tumeur sarcomateuse. Dans l'observation VIII, on a pu songer à cette affection chez un

(1) Terrillon. Clin. chirurg. à la Pitié. Progrès méd., 1883.

homme opéré antérieurement d'une tumeur de cette nature. Mais la marche du sarcome, son développement rapide, l'absence de fluctuation, sont de bons signes de diagnostic.

Certains abcès situés à la région précordiale peuvent présenter des battements qui ont pu les faire confondre avec un anévrysme. Mais ces battements communiqués ont généralement peu de rapport avec les battements expansifs de la tumeur anévrysmale.

TRAITEMENT.

Le traitement doit être général et local.

Général, il s'adresse à la constitution affaiblie du malade et aux diathèses, sous l'influence desquelles l'abcès s'est développé. On donnera surtout les reconstituants : huile de foie de morue, vin de quinquina, etc. M. Gaujot employait dans les abcès périostiques l'iodure de potassium intus et extra, presque toujours d'ailleurs sans succès. Il faisait donner en outre à ses malades, tous les deux jours, un bain sulfureux.

Le traitement local varie suivant la variété d'abcès et suivant ses différentes périodes.

A la période d'induration, on a employé la compression, les révulsifs, les résolutifs.

La compression peut s'exercer, soit avec les bandelettes de Vigo, disposées en cuirasse, qui ont en outre l'avantage d'avoir une action résolutive, soit à l'aide d'un large plastron d'ouate collodionnée.

Les révulsifs ont rarement donné de bons résultats. Ils paraîtraient justifiés dans la première période de la périostite externe, période congestive et plastique. M. Dauvé faisait appliquer plusieurs sangsues sur la tumeur et faisait renouveler cette application de temps à autre. Mais ces émissions sanguines ne paraissent pas enrayer d'une façon sensible la marche de la périostite, ni empêcher le développement du pus. Elles ont en outre l'inconvénient de débiliter le malade. Dans ces cas, on peut se borner, comme traitement révulsif, à appliquer quelques pointes de feu au niveau de la tuméfaction.

Les pommades résolutives n'ont aucune action sur la tumeur. Elles n'ont d'autre résultat que d'irriter un tégument absolument sain.

L'incison de l'abcès périostique à cette période a pu, dans certains cas, faire avorter l'affection commençante. M. Gaujot ayant une fois opéré ce débridement préventif, il y eut résolution après une légère suppuration.

Lorsque le pus est formé, on peut encore essayer la compression pour favoriser sa résorption.

On a employé les ponctions successives, faites à l'aide d'un appareil aspirateur, dans le but d'enlever le pus au fur et à mesure de sa formation. On renouvelait l'opération avant que l'abcès eût atteint le volume qu'il présentait dans la séance précédente. Le plus souvent le pus continue à se reproduire. La peau finit par s'ulcérer au niveau des piqûres du trocart ou par s'enflammer sous le collodion. Enfin, à la suite de ces ponctions, la poche elle-même de l'abcès peut s'enflammer, accident à redouter en raison du voisinage de la plèvre.

Les ponctions suivies d'injection de liquides irritants (alcool, teinture d'iode, liqueur de Villate, nitrate d'argent), qui déterminent une inflammation vive de la poche de l'abcès, sont aussi dangereuses en cette région, à moins que la poche ne soit superficielle. Elles empêchent rarement d'ailleurs la reproduction du pus. Comme la plupart des procédés, celui-ci compte quelques succès. Bœckel a guéri par les injections iodées deux abcès froids volumineux de cette région (1). Citons également une observation d'abcès froid sous-pectoral, guéri par ce chirurgien à la suite de deux ponctions suivies d'injections phéniquées.

M. Gaujot emploie la méthode des caustiques dans le traitement de l'abcès froid périostique, lorsque celui-ci est encore profond et sous-aponévrotique. Elle aurait l'avantage de préparer l'évacuation du pus par un travail de réparation du foyer. Il applique plusieurs cautères à la pâte de Vienne, à la base de l'abcès, en ayant soin de laisser celui qui occupe la partie la plus déclive un temps assez prolongé pour déterminer une eschare profonde. Les autres sont destinés à servir de révulsifs et n'intéressent que les parties superficielles. Le pus s'élimine au dehors par l'ouverture qui succède à la chute de l'eschare inférieure.

M. Dauvé emploie un procédé analogue, mais il substitue le thermo-cautère à la pâte de Vienne (obs. VI). Après avoir fait un semis de pointes de feu légères sur la tumeur, il enfonce l'instrument jusqu'au foyer dans les parties déclives. Cette méthode aurait sur la précédente l'avantage de permettre de renouveler fréquemment l'application des pointes de feu.

Ces méthodes pouvaient être justifiées dans le traitement de l'abcès périostique, alors qu'on le considérait comme simplement inflammatoire. Aujourd'hui, qu'il est prouvé qu'il est de nature tuberculeuse, on emploiera les mêmes procédés de traitement que pour les abcès froids ordinaires.

Un moyen qui donne souvent d'excellents résultats, même lorsque l'abcès est ossifluent, c'est le drainage.

(1) Bœckel. Gaz. de Strasbourg, 1879, p. 1.

Le drain favorise l'évacuation du pus, la désagrégation rapide des parois tuberculeuses de l'abcès et des foyers osseux malades; il détermine, en outre, une légère irritation qui favorise l'inflammation adhésive de ces parois. Ce procédé a réussi entre les mains de Chassaignac dans des abcès avec carie costale avancée.

Dans l'observation XIV, ce traitement, pratiqué pendant de longs mois, est resté infructueux.

A tous ces procédés, nous croyons devoir préférer celui qu'on emploie actuellement contre tous les abcès froids en général, je veux parler de l'incision suivie du grattage des parois de l'abcès. Il s'agit, en effet, de détruire la paroi tuberculeuse elle-même, cause constante de la reproduction du pus, et source d'infection générale. L'opération ne se bornera pas au raclage des fongosités tuberculeuses : si le périoste costal est épaissi, lardacé, on en fera également le raclage, de façon à enlever tous les tissus de nouvelle formation (obs. VII).

Si l'on rencontre des points nécrosés, on en pratiquera l'extirpation. L'opération est facile, lorsque le séquestre est mobile et entouré de fongosités (obs. XI). Dans le cas contraire, on a pu l'abandonner au fond de la poche, curée d'une façon complète, sans que la présence du fragment nécrosé ait empêché la guérison (obs. X). Dans ce cas, le séquestre s'enkyste ou est résorbé peu à peu. Si la côte est cariée, on fera l'évidement et la rugination des parties malades jusqu'à ce qu'on arrive à sentir la dureté et la résistance du tissu osseux normal. On doit s'abstenir de porter le cautère sur les côtes, bien que dans certains cas cette application n'ait pas été suivie d'accidents. Desault (1) rapporte un cas dans lequel Thériot fit trois fois en huit jours sur une côte cariée l'application du cautère actuel ; quatre nouvelles applications furent faites dix-huit jours plus tard, sans qu'il en résultât d'inconvénients pour le malade, qui finit par guérir de sa carie. Ce chirurgien ajoute néanmoins qu'il considère ce procédé comme dangereux, en raison du voisinage de la plèvre qu'il expose à l'action du calorique et à une inflammation consécutive.

Dans des cas de carie peu étendue, la rugination et l'évidement peuvent suffire pour amener la guérison. Mais, lorsque les altérations intéressent la face postérieure ou toute la circonférence de l'os, il sera souvent nécessaire d'en pratiquer la résection. C'est le seul moyen de préserver le malade des dangers d'une suppuration intarissable. Nous ne pouvons énumérer tous les cas de carie costale traités par cette méthode. Tabard les expose dans sa thèse inaugurale (2).

Mais lorsque, indépendamment de lésions des côtes, il existe des abcès rétro-costaux, devra-t-on, pour arriver jusqu'au foyer malade, pratiquer la résection d'une portion de l'os ? Dans ces cas, en effet, les anciens procédés, tels que les ponctions successives et le drainage ont presque toujours échoué. Hermann-Lossen (3) préconise, dans ces circonstances, la résection des côtes, opération que, d'après lui, on hésite beaucoup trop souvent à pratiquer et qu'il considère comme inoffensive : « On doit l'employer dans tous les cas d'abcès rétro-costaux, que ceux-ci soient le ré-

(1) Journal de chirurgie, t. II, p. 64.
(2) Thèse de Paris, 1883.
(3) Berlin. Klin. Wochenschrift, 1878 et in Gaz. hebd., 1878.

sultat d'une pleurésie purulente, d'un corps étranger ou d'une carie costale. » En un mot, on pratiquerait la résection de l'os, non parceque celui-ci présente des lésions plus ou moins avancées, mais pour avoir accès jusqu'au foyer rétro-costal, qui devient alors susceptible du traitement ordinaire des abcès froids. C'est ainsi que, dans un cas semblable (obs. VIII), M. Berger a pu, après la résection de l'os, qui ne présentait aucune altération, gratter les fongosités de l'abcès sous-pleural jusqu'au feuillet pariétal de la plèvre, sans qu'il en soit résulté d'accidents ultérieurs.

OBSERVATIONS.

OBSERVATION I (Résumée).

Pleurésie chronique du côté gauche. — Abcès des parois du thorax avec foyer sous-costal. — Mort par fièvre hectique.

(Leplat. Arch. gén. de méd., 1885.)

Soldat, 18 ans, atteint de pleurésie chronique. Amaigrissement considérable.

Son état est à peu près le même quatre mois après son entrée à l'hôpital. A cette époque, il se développe au niveau de la mamelle gauche une tumeur diffuse. Disparition du creux sous-claviculaire. Fluctuation.

Ouverture de la tumeur au bistouri. Ecoulement de 200 grammes de pus. Au bout de quelques jours, phénomènes de rétention. Contre-ouverture de la région axillaire. Pas de dénudation osseuse. Drainage. Le pus sort avec facilité par flots, coïncidant avec les quintes de toux qui sont fréquentes.

Les parois de la tumeur s'affaissent, mais la suppuration ne tarit pas. Diarrhée. Fièvre hectique. Mort le 17 mars, c'est-à-dire un an après le début de l'affection.

A l'autopsie, on trouve une ouverture à travers les fibres des intercostaux, établissant une communication entre le foyer extérieur et un autre foyer sous-costal s'étendant de la deuxième à la septième côte et de l'extrémité chondrale et à l'angle des côtes, la lèvre pariétale est épaissie, intacte dans sa circonférence et simplement refoulée en dedans.

OBSERVATION II (résumée).

Pleurésie chronique, abcès des parois du thorax avec foyer sous-costal.
(In Gaz. des hôp., 1881.)

Homme de 46 ans, d'un aspect cachectique. Pas d'antécédents scrofuleux ou tuberculeux.

En janvier 1879, il eut une pleurésie à droite, qui fut traitée par les vésicatoires. En juillet, il alla à la consultation de l'Hôtel-Dieu, où on lui prescrivit un autre vésicatoire Depuis cette époque, il n'a jamais cessé d'être souffrant. Il a commencé à maigrir et à avoir de la diarrhée alternant avec de la constipation. Enfin, il y a 18 mois, il est survenu sur le côté droit de la poitrine une tumeur volumineuse, fluctuante, dont l'ouverture a donné issue à trois quarts de litre de pus bien lié et sans odeur. Il s'est formé trois fistules depuis.

Actuellement, le malade est maigri. Les côtes sont saillantes. Il y a un aplatissement très marqué du côté droit. En arrière et à droite, matité dans toute la région inférieure, obscurité du murmure respiratoire, absence des vibrations thoraciques. Albumine dans les urines. Pas de fièvre vespérale.

La tumeur présente le volume d'une petite orange ; à côté, il y en a une plus petite qui en est séparé par un sillon. Il sort du pus par les orifices fistuleux. En introduisant un stylet dans une des fistules, on reconnaît manifestement une lésion de la troisième côte qui est dénudée et rugueuse. En provoquant une profonde inspiration, on voit la tumeur rentrer en partie: la saillie, au contraire, augmente pendant l'expiration.

M. Raynaud fait une ponction exploratrice à l'aide de l'appareil Potain. Il n'est sorti qu'un peu de sang. Il ne devait donc y avoir dans la plèvre que des fausses membranes.

Pour M. Raynaud, le rapport de l'abcès avec la pleurésie ne paraît pas contestable. Quant à la carie, il l'attribue à la présence du pus dans le foyer et à son contact prolongé avec l'os.

OBSERVATION III (résumée).

Abcès tuberculeux développé dans la bourse séreuse sous-scapulaire.
(Nélaton, Thèse d'agrég., 1883.)

J..., jardinier, 29 ans, sans antécédents scrofuleux ou syphilitiques. Variole à 18 ans. Santé générale bonne.

Il y a quinze jours, on lui a signalé l'existence d'une tumeur qu'il portait au niveau de la partie latérale gauche du dos, et dont il ne s'était pas aperçu.

A l'examen de ce malade, le 13 avril, on constate l'existence d'une tuméfaction a contours arrondis, du volume des deux poings, embrassant l'angle inférieur de l'omoplate gauche sous lequel elle semble s'étendre, molle, fluctuante dans sa totalité, indolente spontanément, un peu sensible à la pression.

Cette tumeur est irréductible, sans impulsion à la toux ; elle ne suit pas les mouvements de l'omoplate. Elle s'étend en dedans jusqu'à deux travers de doigt des apophyses épineuses, en dehors jusqu'au bord postérieur de l'aisselle. Elle est immobile sur les parties profondes. La peau est mobile à sa surface, sans altération aucune.

Rien à l'examen de la colonne vertébrale, du testicule. Quelques râles sous-crépitants à la base droite. A gauche, côté de la tumeur, on trouve de la matité des deux tiers inférieurs, une faiblesse de la respiration à ce niveau, et, à la partie antérieure de l'aisselle, quelques frottements. Les vibrations thoraciques sont abolies au niveau de la tumeur. Rien à l'auscultation des sommets.

Diagnostic. Abcès tuberculeux développé dans la bourse séreuse sous-scapulaire.

18 avril. Ponction exploratrice avec l'appareil Potain. Issue d'un liquide purulent.

Le 20. Anesthésie; incision d'environ 12 centimètres; écoulement d'une énorme quantité de pus; grattage des parois de l'abcès qui paraît limité au-dessous de l'omoplate, avec la curette de Volkmann. Drain. Pansement de Lister.

La membrane de l'abcès a été examinée par M. Malassez qui y a constaté l'existence de granulations tuberculeuses.

Réunion par première intention. Le malade sort le 17 mai, présentant encore à la partie inférieure une petite plaie de dimension très minime avec un trajet fistuleux qui ne s'étend pas à plus de 3 ou 4 centimètres au-dessus de la peau.

OBSERVATION IV (inédite).

Abcès froid de la région lombaire. — Incision. — Grattage. — Guérison.

D... Marie, employée, 42 ans, entrée le 30 septembre 1883, salle Sainte-Marie, n° 23, service de M. Trélat, hôpital Necker.

Antécédents héréditaires. — Rien à noter de ce côté. Pere mort à 87 ans. Mère morte à 67 ans, du charbon. Une sœur morte en bas âge. Deux autres bien portantes.

Antécédents personnels. — Cette femme ne présente aucun antécédent de scrofule ou de syphilis. Pas de maladies antérieures. Six grossesses, dont les cinq premières n'ont rien présenté de particulier. La dernière couche date du 7 décembre 1882. Il y eut, après la délivrance, une hémorrhagie abondante. La malade, faible et anémiée, dut garder le lit pendant plusieurs semaines.

Vers le mois de février, apparurent des douleurs lombaires assez fortes et une douleur continue dans le côté droit. Elle fut traitée par les sangsues et les vésicatoires.

Vers le commencement de mars, la malade s'aperçut d'une tumeur dure, de la grosseur d'une noix et pour laquelle elle fit des badigeonnages à la teinture d'iode et prit de l'iodure de potassium qui n'amenèrent aucun changement. La tumeur continua à grossir, presque sans douleur, sauf quelques élancements de temps à autre. L'état général s'était amélioré et la malade vaquait à ses occupations, ne se trouvant gênée que par le volume de sa tumeur.

Etat actuel. — L'état général de cette femme est satisfaisant. L'auscultation ne révèle aucun signe de tubercules.

On constate dans la région lombaire, du côté droit, une tumeur de la grosseur du poing, à grand diamètre transversal et commençant vers l'angle postérieur de la huitième côte. Cette tumeur est fluctuante, sans adhérence aux parties profondes, sans douleur à la pression, irréductible et ne présentant pas d'impulsion à la toux. Il n'existe pas autour de bourrelet périphérique.

Diagnostic. — Abcès froid.

Opération. — Le 15 novembre, anesthésie ; incision de la tumeur dans son plus grand diamètre et légèrement oblique en bas et en dehors. La collection purulente est située sous la couche musculaire et recouvre les septième et huitième côtes qui ne sont pas dénudées. Grattage, avec des curettes, des fongosités de l'abcès. Suture profonde et superficielle. Pansement de Lister.

La guérison par première intention est obtenue. La malade sort guérie le 17 décembre.

OBSERVATION V (résumée).

Abcès froids périostiques des parois du thorax.

(Bousquet. Arch. gén. de méd., 1878.)

Cuirassier, 24 ans, sans antécédents scrofuleux ou syphilitiques.

L'an dernier, en mars, pneumonie à gauche. Au mois d'août suivant, il s'aperçut d'une petite grosseur qu'il portait du côté gauche de la poitrine, à l'union de la troisième côte avec son cartilage.

A l'examen du malade, janvier 1877, nous constatons une tumeur s'étendant en hauteur depuis la troisième côte gauche jusqu'aux premières fausses côtes, et occupant en largeur toute la face antérieure du sternum, et la région thoracique antérieure jusqu'à une ligne verticale passant par le mamelon gauche. Tumeur dure, rénitente, sans cercle d'induration. Quand on applique les mains aux deux extrémités et qu'on essaie de la faire mouvoir, elle semble se déplacer en masse. Point douloureux siégeant au niveau de l'articulation chondro-costale gauche. Teinture d'iode.

Au commencement de février, ponction exploratrice avec l'appareil Potain. Il ne s'échappe aucun liquide. Quatre jours après, nouvelle ponction suivie du même résultat.

15 février. Incision oblique de haut en bas et de dedans en dehors dans le cinquième espace intercostal, comprenant la peau et le tissu cellulaire épaissi. Jet de sang d'une artériole qu'il faut tordre. Un doigt introduit dans la plaie permet de constater la présence d'une masse dure, formée par le tissu cellulaire épaissi.

Avec la sonde cannelée, M. Dauvé déchire jusqu'à la côte, et partout il éprouve la même résistance. Nulle part trace de pus. La petite plaie est pansée à plat.

L'état général est bon. La tumeur augmente lentement et se développe surtout dans la portion qui répond au sternum. Une fausse fluctuation se montre dans la première semaine de mars. La tumeur s'acumine en dehors du sternum. Le 17 mars, une ponction avec l'aspirateur donne issue à 150 grammes de pus environ. La tumeur s'affaisse à la partie centrale. On sent au fond une masse dure qui ne peut être que le périoste épaissi.

Quelques jours après, légère injection d'alcool dans la tumeur qui amène une inflammation des plus vives et oblige, le 12 avril, à faire deux ouvertures par lesquelles on passe un drain.

Les jours suivants, flots de pus fétide. En introduisant une sonde cannelée, on est arrêté par une surface lisse, membraneuse, qui ne peut être que le périoste épaissi. Pas de communication avec le tissu sous-pleural.

Lorsque cette suppuration est tarie, il se produit pendant quelques jours une singulière série de phénomènes. En divers points de la région malade, il se développe sans symétrie ni règle, des tumeurs à noyau induré douloureux, qui, après avoir présenté un volume plus ou moins considérable, suppurent et présentent alors un caractère typique. Leur partie centrale s'affaisse et leurs bords indurés leur donnent l'aspect d'un petit cratère. Bientôt ceux-ci s'affaissent à leur tour et tout rentre dans l'état normal.

Au milieu de mai, pleuro-pneumonie à droite, pendant l'évolution de laquelle les périostites limitées continuent à évoluer. En juillet, cette pleurésie est guérie. Plus de poussées périostiques. L'ouverture supérieure s'est fermée ; par l'inférieure, il suinte à peine quelques gouttes de pus.

OBSERVATION VI (résumée).

Abcès froids périostiques des parois du thorax (ibid.)

Soldat du train des équipages, au service depuis dix-huit mois. Rien du côté des antécédents.

Il porte dans la région dorsale, au niveau des articulations vertébrales de la huitième côte gauche, dans la gouttière des muscles vertébraux, une tumeur du volume d'une grosse noix. Peau saine, glissant facilement sur les parties profondes. La palpation fait reconnaître que cette masse est profonde, et probablement située sous les faisceaux des muscles sacro-lombaire et long-dorsal. L'épaisseur de cette couche musculaire empêche de sentir la fluctuation. Le malade rapporte cette tumeur à une chute qu'il a faite dans un escalier il y a deux mois. Un mois après, il s'aperçut du développement de cette tumeur au point contusionné.

Ponction à la seringue de Pravaz, sans résultat. Bandelettes de Vigo sur la tumeur. Sirop d'iodure de fer. Bains sulfureux tous les deux jours.

La masse augmente peu à peu. Une seconde se forme un peu plus bas, au niveau de la dixième côte, de sorte que, un mois après son entrée, le malade porte dans le dos une tumeur bilobée dont les deux lobes sont séparés par un travers de doigt. L'inférieure augmente avec rapidité et devient bientôt plus volumineuse que la supérieure.

Peu à peu la fluctuation devient très manifeste et l'on peut, en pressant alternativement sur chacun des lobes du foyer, faire refluer le liquide de l'un dans l'autre.

26 juillet. Ponction dans le foyer inférieur avec l'aspirateur Dieulafoy. Ecoulement de 120 grammes de pus. Les deux tumeurs se sont affaissées. Leur centre se déprime en cratère. Les bords forment autour une induration.

Plusieurs ponctions dans le courant d'août. L'une d'elles est suivie d'application de sangsues. La quantité de pus ne diminue pas sensiblement.

Le 22. Semis de pointes de feu très légères. Dans le point le plus déclive du lobe inférieur, le cratère est laissé assez longtemps pour produire une eschare profonde dans laquelle deux jours après est pratiquée une incision. Le pus s'écoule ainsi avec facilité.

Avec la sonde cannelée, on arrive d'abord dans une cavité assez vaste, puis, en remontant sous les muscles de la région et en passant par un canal fort étroit, dans une deuxième cavité à peu près semblable à la première. Dans tout cet espace, sensation de velours; nulle part d'os dénudé.

Vers la fin du mois, il s'écoule, au lieu de pus, un liquide citrin; compression sur la tumeur à l'aide de bandelettes de Vigo. Les parois des cavités deviennent adhérentes.

20 septembre. Le malade, en assez bon état, part en convalescence.

OBSERVATION VII (résumée).

Abcès froid périostique des parois du thorax. — Incision. — Grattage. — Guérison.

(Cartier. Thèse de Paris, 1882.)

Charretier, 40 ans, entré à l'hôpital le 12 mai 1882.

Cet homme a eu, il y a un an, une affection pulmonaire sur laquelle il ne peut donner de renseignements. En octobre dernier, il remarqua l'apparition d'une petite tumeur peu douloureuse au niveau du mamelon droit. Elle atteignait, en mars, la grosseur d'un œuf de poule. A ce moment, il reçoit un coup violent à la suite duquel la tumeur se développe rapidement et devient le siège d'une vive douleur. Une ponction est suivie de l'issue d'une petite quantité de sang.

On constate actuellement l'existence d'une tumeur située à la partie latérale droite du thorax, allongée dans la direction du bord inférieur du grand pectoral, s'étendant depuis le mamelon jusqu'à la ligne médiane au niveau de l'appendice typhoïde et recouvrant dans le sens vertical la quatrième et la cinquième côtes. Peau rouge à la surface. Fluctuation au centre, tandis que les bords présentent de la dureté et de l'adhérence aux parties profondes. En déprimant la paroi thoracique, on sent nettement les côtes qui, dans cette partie, paraissent soulevées et augmentées de volume.

24 mai. Chloroforme. Incision large de la tumeur dans son plus grand diamètre. Issue de 300 grammes d'un pus de couleur jaune, d'odeur désagréable, mélangé de quelques stries sanguinolentes et de grumeaux de fibrine. Brides fibreuses allant de la côte à la paroi superficielle de l'abcès. Côtes et cartilages costaux recouverts d'une couche épaisse de consistance fibreuse, rendant bien compte de l'épaississement qu'on sentait au toucher. M. Le Dentu procède à l'ablation complète de ce tissu lardacé qui s'étend à la périphérie de cette poche anfractueuse. Au niveau des côtes, il fait le raclage, et aucune d'elles ne paraît dénudée en aucun point. Pas de sutures. Pansement de Lister.

Guérison en six semaines.

OBSERVATION VIII (inédite).

Abcès périostique costal. — Incision. — Curage. — Résection costale.

(Communiquée par M. Lucien Picqué, chef de clinique.)

Le nommé Louvrière (Pierre), âgé de 48 ans, tailleur de pierres, entre le 2 juin 1883, à l'hôpital de la Charité, dans le service de M. Berger, salle Sainte-Vierge, n° 10.

Antécédents. — Rien à noter dans les antécédents héréditaires. Le malade a toujours joui d'une excellente santé et n'a présenté ni dans l'enfance, ni à l'âge adulte, aucun signe de tuberculose. Il y a cinq ans environ, il a été traité par M. Berger pour un sarcome testiculaire. Castration. Pas de récidive ultérieure.

Commémoratifs. — Il y a deux mois environ, le malade s'est aperçu, au niveau de la paroi antérieure du thorax, d'une petite tumeur qui, depuis, a augmenté très lentement, en restant constamment indolente et sans amener aucune réaction fâcheuse sur l'état général.

Etat actuel. — On observe sur la partie antérieure droite du thorax, au niveau de la sixième côte et environ à trois travers de doigt du bord correspondant du sternum, une tuméfaction du volume environ d'une petite mandarine. Au niveau de cette tumeur, on ne remarque aucune modification de couleur à la peau. Il n'y a pas d'adhérences aux parties sous-jacentes. A la palpation, la tumeur est lisse, d'une consistance semi-solide, sauf au centre, où elle présente un certain degré de rénitence. A la toux, elle présente une impulsion des plus manifestes. Quand on essaye de mobiliser la tumeur, on constate qu'elle adhère solidement aux tissus sous-jacents; on ne constate aucune douleur, ni spontanée, ni à la pression.

La côte correspondante ne présente aucune tuméfaction appréciable au voisinage de la tumeur.

Il n'y a pas d'engorgement ganglionnaire au niveau de l'aisselle. L'exploration du thorax ne fournit aucun résultat. L'état général du malade est excellent. Rien à noter de ce côté.

En raison des caractères objectifs de la tumeur, du bon état général et de la tumeur ancienne du testicule, on est conduit *à priori* à songer à un sarcome de la paroi thoracique. Du reste, la marche extérieure est venue pendant un temps confirmer ce diagnostic.

Le 20 juin, la tumeur avait acquis une consistance plus grande : il y avait disparition du point fluctuant central. Mais l'erreur ne fut pas de longue durée. Dès le 2 juillet, la fluctuation était redevenue manifeste, et une ponction pratiquée ce jour-là permit de reconnaître la présence d'une petite quantité de pus au centre de la tumeur.

Opération. — 15 juillet. M. Berger fait une incision de 8 centimètres parallèlement et au niveau de la sixième côte. On arrive sur une poche à parois épaisses et fongueuses, à cavité centrale, très petite, et fortement adhérente aux tissus sous-jacents et à la côte correspondante. Celle-ci est dénudée. Le périoste semble faire corps avec la paroi de la cavité. Le tissu osseux semble à peu près normal.

Au niveau du bord inférieur de la côte, on pénètre avec un stylet dans un diverticulum rétro-costal.

La côte est dès lors réséquée dans une étendue d'environ 3 centimètres et donne accès dans une cavité assez spacieuse et remplie d'un tissu fongueux adhérent à la plèvre pariétale. Ce tissu, raclé avec précaution, laisse à découvert le feuillet de la séreuse qu'on voit au fond de la plaie, soulevé dans les mouvements respiratoires.

Ce tissu n'a pas été examiné au microscope.

Les suites opératoires ont été bénignes. Dès le premier jour, le malade éprouva un peu de dyspnée, peut-être due à la constriction exercée par le bandage de corps; il n'y eut pas de pleurésie consécutive; mais il persista une fistule qui, d'après les renseignements qui nous ont été fournis par M. Routier, chef de clinique, n'est pas encore fermée (1er janvier 1884).

Cette observation nous semble intéressante à divers points de vue :

1° Il est incontestable que nous avons eu affaire à un abcès périostique, probablement tuberculeux, malgré l'absence d'examen microscopique, chez un sujet qui, jusqu'alors, n'avait présenté aucune lésion de la tuberculose.

2° Le diagnostic a été difficile au début, en raison de la prédominance du tissu fongueux qui avait pu donner le change un instant et faire croire à un sarcome, chez un homme opéré antérieurement de sarcome et qui, comme nous l'avons déjà dit, n'avait pas d'antécédents tuberculeux et présentait l'apparence d'une robuste santé.

3° Enfin, la résection de la côte nous semble utile pour mettre à nu un diverticulum sous-pleural, même lorsqu'elle n'est le siège d'aucune lésion.

4° Signalons enfin l'extrême bénignité des suites chez notre malade qui, malgré la dénudation du feuillet pariétal de la plèvre, n'a pas présenté de pleurésie.

OBSERVATION IX.

Abcès ossifluent.

(Lannelongue. Abcès froids et tuberc. osseuse.)

Aline R..., 4 ans, antécédents inconnus, présente la cicatrice d'une gomme à la cuisse droite. Elle offre de plus un abcès froid du volume d'un œuf de pigeon qui siège à droite sur la partie latérale et postérieure du thorax, au niveau des neuvième, dixième et onzième côtes. Il est adhérent à ces os et manifestement fluctuant.

Ouverture. Pus abondant. Cloisonnements multiples de la poche comme dans les ventricules du cœur; bourgeonnements latéraux. Excision d'une partie de la poche. Le bord supérieur de la onzième côte est dénudé. A l'examen histologique, on trouve de nombreux foyers hémorrhagiques et quelques nodules tuberculeux.

OBSERVATION X.

Abcès ossifluent. — Ouverture et grattage.

(Nélaton. Thèse d'agrégation, 1883.)

J. D..., homme de peine, entré le 26 août 1882, service de M. Guyon, hôpital Necker.

Cet homme est malade depuis sept semaines. Il a été autrefois saigné pour une pleurésie et présente aujourd'hui tous les signes d'une phthisie confirmée. Dans la région lombaire est une tumeur fluctuante, allongée verticalement à gauche de la ligne médiane, dont le sommet répond à la neuvième côte.

Diagnostic. — Abcès froid dépendant d'une carie costale.

28 août. Incision de l'abcès. Au fond de la poche est un trajet en bouton de chemise qui mène sur la côte dénudée. On reconnaît un séquestre; on le saisit avec une pince à polypes. Mais il est peu mobile et ne peut être extrait. Grattage de la cavité de l'abcès. Pansement de Lister.

27 septembre. La cicatrisation est complète sans qu'il y ait eu expulsion du séquestre.

OBSERVATION XI (résumée).

Abcès froid symptomatique d'une nécrose costale, par Guiard, interne des hôpit. (In Progrès méd., 1882.)

Femme de 41 ans, domestique, entrée à l'hôpital Necker, le 10 avril 1882.

Rien dans ses antécédents qui permette de soupçonner aucune diathèse. Pas de maladie antérieure. Elle a commencé à éprouver, il y a dix mois, au niveau de la septième ou huitième côte, en un point situé à peu près sur la ligne mamelonnaire, une douleur constante assez vive qu'elle ne peut attribuer à aucune cause locale ou générale. Depuis un mois et demi, il est survenu au point douloureux une petite tumeur.

Etat actuel. — Tumeur du volume d'une petite mandarine régulièrement arrondie, aplatie, peu douloureuse à la pression. Bourrelet périphérique induré, inégal. Fluctuation au centre. Adhérence à la côte correspondante. Peau de coloration normale, un peu amincie au centre. M. Monod diagnostique un abcès froid lié à une carie costale.

Opération. — 10 avril. Chloroforme. Incision transversale de 5 à 6 centimètres. Écoulement de 60 grammes de pus. Raclage de la surface interne de l'abcès. On sent au doigt un petit séquestre mobile enchâssé dans le tissu osseux. Extraction facile d'une portion d'os friable du volume d'un noyau de cerise. A sa place, le doigt, introduit dans la plaie, sent nettement la petite dépression régulière qui le contenait. On a soin de ruginer. Drain. Pansement de Lister. Le cinquième jour, le drain et les points de suture sont enlevés. Réunion par première intention. Plaie complètement cicatrisée le surlendemain.

OBSERVATION XII.

Abcès froid d'origine osseuse. — Large ouverture. — Grattage de la poche et de la cavité osseuse. (Revue de chirurgie, p. 888, 1883.)

A..., 41 ans, vitrier, vigoureux, de bonne constitution, n'ayant jamais fait de maladie.

Depuis trois à quatre mois, développement d'une tumeur à la partie antéro-latérale droite du tronc, vers les 7e et 8e côtes droites dans le voisinage des articulations chondro-costales. Cette tumeur n'a jamais été précédée et ne s'est jamais accompagnée de douleurs. D'après le dire du malade, elle aurait été plus volumineuse qu'aujourd'hui et aurait subi dans ces derniers temps une légère réduction.

Le malade tousse de temps en temps, mais d'une manière très passagère.

Etat actuel, mai 1883 : Tumeur fluctuante siégeant au point indiqué avec rougeur de la peau en un point, et menace d'ouverture spontanée. Cette tumeur, plaquée sur les parties profondes avec lesquelles elle semble faire corps à tous les caractères d'un abcès froid dont le point de départ est probablement une côte.

Aucun signe à l'examen de la poitrine.

Le 22. Large ouverture de la poche ; mise à nu d'une petite caverne osseuse siégeant sur la 8e côte, au voisinage de l'articulation chondro-costale. Grattage de la poche de l'abcès froid et des fongosités qu'elle renferme. Rugination de la cavité osseuse jusqu'à sensation de la résistance d'un tissu osseux dur et sain.

Hémostase complète. Pansement à l'iodoforme.

Le pus et la paroi de l'abcès, examinés par M. Debove, renferment des bacilles.

Deux jours après, le malade est pris d'une pleurésie droite subaiguë à la suite d'un refroidissement. Ponction. Evacuation de 2,100 grammes d'un liquide fibrineux. Le malade succombe le 10e jour, présentant dans la plèvre droite un épanchement purulent peu abondant.

D'après M. Bouilly, le développement de la pleurésie se rattache au refroidissement et non au voisinage du foyer costal tuberculeux.

OBSERVATION XIII (personnelle).

Abcès symptomatique d'une nécrose costale. — Fistule.

Perrot (Alfred), 34 ans, gardien de la paix, entre le 28 janvier 1884, service de M. Richet, suppléé par M. Humbert, salle Saint-Landry, n° 14, Hôtel-Dieu.

Antécédents. — Rien à noter du côté des antécédents héréditaires. Pas d'antécédents personnels de scrofule ou de syphilis. Au commencement de juin 1883, cet homme contracta la fièvre typhoïde, qui fut suivie d'une bronchite, laquelle commença à s'amender vers le milieu de juillet.

A cette époque, il commença à ressentir, à la partie antérieure du thorax, sur le trajet de la septième côte, à peu près au point de jonction de l'os avec son cartilage, une douleur assez vive qui augmentait par la toux et les frottements. Trois semaines plus tard il s'aperçut en ce point de l'existence d'une petite tumeur qui alla en augmentant et qui atteignait, au bout de trois mois, le volume d'une orange. A ce moment la peau s'amincit au sommet, s'ulcéra, et il se produisit une ouverture qui donna passage au pus. Après cette évacuation, la tumeur s'affaissa. La fistule continua à suppurer pendant deux mois, au bout desquels le malade entra à l'hôpital. Il est resté bien portant tout le temps de l'évolution de cet abcès. Mais il dit avoir perdu l'appétit et maigrir depuis une quinzaine de jours.

Etat actuel. — On constate, au point indiqué, la présence d'un orifice fistuleux par lequel vient faire saillie un bourgeon fongueux. La région est légèrement tuméfiée. La peau est rouge et ne paraît pas amincie. On ne constate aucun phénomène particulier en faisant tousser le malade. Il est impossible de sentir par la palpation une lésion osseuse à travers les téguments. On détermine une vive douleur lorsqu'on appuie sur le point malade ou sur le trajet de la côte. La toux et l'éternuement produisent également de la douleur.

Si l'on introduit un stylet dans le trajet fistuleux, on arrive sur un point osseux dénudé. Il est impossible de diagnostiquer l'existence d'un séquestre.

Aucun signe à l'auscultation du malade.

Diagnostic. — Fistule ossifluente.

Opération. — 5 février, anesthésie. Incision de dix centimètres, parallèle à la côte et pratiquée sur la sonde cannelée, de chaque côté de l'orifice fistuleux. Poche fongueuse, au fond de laquelle on arrive sur l'os nécrosé. Curage des fongosités. Extraction d'un petit séquestre. Rugination de l'os. Suture avec des fils d'argent. Drainage. Pansement de Lister.

Le jour et le lendemain de l'opération, cet homme présente de vives douleurs dans la région malade. Son état général est satisfaisant. La plaie est en voie de cicatrisation (14 février), mais la réunion par première intention n'a pas été obtenue.

OBSERVATION XIV (personnelle).

Abcès froid par carie costale.

Charderon (Marguerite), 55 ans, blanchisseuse, entrée le 29 janvier 1884, à l'hôpital Necker, service de M. Guyon, salle Sainte-Cécile, n° 4.

Antécédents. — Rien à noter dans les antécédents héréditaires ni dans les antécédents personnels. Fièvre typhoïde en 1865. Huit grossesses à terme, n'ayant rien présenté d'anormal.

Commémoratifs. — Cette femme rapporte le développement de son abcès à une chute qu'elle fit sur le côté droit le 26 juillet 1882 et qui aurait porté spécialement sur la région malade. Le 3 novembre de la même année elle s'aperçut d'une petite tumeur de la grosseur d'une noisette, située immédiatement au-dessous du sein droit et dont l'apparition n'avait été précédée d'aucune douleur. Cette tumeur, non douloureuse, augmenta rapidement. Elle fut traité par des applications de teinture d'iode qui n'eurent aucun effet. Au mois de décembre elle présentait la grosseur d'un œuf de poule. Le 26 de ce mois elle fut ouverte. Un flot de pus s'échappa. Des mèches furent placées dans la cavité de l'abcès.

Au mois de janvier on y plaça un drain. La suppuration. abondante au début, continua pendant de longs mois. Pendant ce temps la malade fut presque toujours alitée. Elle marchait courbée, le redressement du corps déterminant des douleurs au point malade. Son état général resta néanmoins satisfaisant, mais elle éprouvait une soif exagérée depuis le début de sa maladie.

Cette femme entra, le 13 novembre, à l'hôpital Necker, dans le service de M. Guyon. Elle présentait à cette époque un léger degré de stomatite. L'examen des urines y faisait constater la présence de cinquante grammes de sucre par litre. Le traitement médical du diabète fut institué. Le 20 de ce mois, incision de l'abcès. Fongosités. Carie costale. Grattage de la paroi; rugination de l'os. Pansement de Lister. Le 12 janvier la plaie était cicatrisée et la malade sortait de l'hôpital.

Bien que le sucre eût disparu des urines, la malade continua chez elle le traitement anti-diabétique : pain de gluten, eau de Vichy, etc. Le 21 janvier, sans cause apparente, des douleurs reparurent dans la même région avec de la tuméfaction. Elle rentra à l'hôpital le 29 janvier.

Etat actuel. — On constate au-dessous du sein droit une cicatrice verticale d'environ sept centimètres, présentant à son extrémité supérieure une branche horizontale d'égale étendue et située dans le sillon sous-mammaire. Aussi cette région est-elle constamment le siège d'eczéma et d'intertrigo. On constate en outre une tuméfaction diffuse, mal limitée, sans contours nettement appréciable, s'étendant en bas environ jusqu'à une ligne transversale qui passerait par l'ombilic. Cette région est très douloureuse à la pression.

Dans la nuit qui suivit, la cicatrice s'ouvrit dans sa partie inférieure, et il y eut issue d'une quantité de pus considérable. A la suite de cette évacuation la tuméfaction disparut.

Cataplasmes. Peu de suppuration dans les jours qui suivirent. Entre les bords épaissis de la cicatrice, font saillie des bourgeons charnus. La douleur a presque complètement disparu. L'état général est satisfaisant, le sucre n'a pas reparu dans les urines (15 février).

Plusieurs choses sont à remarquer dans cette observation :

1° La guérison du diabète, malgré l'opération, et peut-être même à la suite de la suppression des foyers morbides.

2° La bénignité de l'opération elle-même chez un sujet diabétique.

3° Enfin, les accidents qui ont nécessité la rentrée de la malade à l'hôpital, et qui paraissent être plutôt de nature simplement inflammatoire que dus à une récidive de produits tuberculeux.

CONCLUSIONS.

1° Les abcès froids de cette région peuvent se diviser en abcès froids du tissu cellulaire, en abcès froids périostiques, le plus souvent de nature tuberculeuse, et en abcès symptomatiques de lésions des os de la cage thoracique. Il peut se développer, sous l'influence de la pleurésie, sous le feuillet pariétal de la plèvre, des abcès qui apparaissent secondairement à l'extérieur.

2° Ces abcès sont dits sus-costaux lorsqu'ils se développent en dehors du plan des intercostaux et des côtes, sous-costaux ou sous-pleuraux lorsqu'ils siègent entre ce plan et la plèvre pariétale. Ils sont dits en bissac lorsqu'ils participent à la fois de ces deux variétés.

3° Ils peuvent s'accompagner de complications du côté des organes intra-thoraciques.

4° Le traitement est celui de tous les abcès froids. Il consiste dans l'incision de la poche, le grattage de ses parois, l'évidement et la rugination des points osseux malades. D'après M. Hermann-Lossen et en nous appuyant sur l'observation de M. Berger, nous croyons qu'on doit recourir à la résection des côtes, non seulement lorsqu'elles sont le siège de lésions avancées, mais lorsque, ces os étant sains, il existe un foyer rétro-costal. On peut alors avoir accès dans ce foyer et pratiquer le grattage de ses parois.

INDEX BIBLIOGRAPHIQUE

1822. Pacini de Lucques. — Abcès des parois thoraciques avec adhérences pleurales. Nouveau journal de médecine, 1822.

1827. Hervez de Chégoin. — Vaste abcès circonvoisin, suite d'une pleurésie suppurée. Journal de médecine.

1829. Bonnet. — Abcès thoracique externe avec crépitation. Dénudation et coloration en noir de la 7e côte. Abcès sous-pleural. Fistule. Arch. gén. de méd.

1829. Ménière. — Observations et réflexions sur les abcès chroniques qui se développent sur le trajet des côtes. Arch. gén., t. XXI et XXII.

1844. Fistule pulmonaire consécutive à une nécrose scrofuleuse de la 5e côte. Arch. gén. de méd.

1849. Parise. — De l'ostéophyte costal pleurétique. Arch. gén. de méd.

1852. Beurdy. — De l'ostéite des côtes et du sternum. Thèse de Paris.

1859. Chassaignac. — Suppuration et drainage, t. I, p. 581.

1859. Guérineau. — Sur un mode de terminaison des abcès par congestion. Thèse de Paris.

1861. Sedillot et Larrey. — Bulletin de la Soc. de chirurgie.

1865. Leplat. — Des abcès de voisinage dans la pleurésie. Arch. gén. de méd., t. V.

1867. Boussac. — Sur une variété d'abcès froids des parois thoraciques. Thèse de Paris.

1868. Lachapelle. — Essai sur la péripleurite. Thèse de Strasbourg, 3e série, t. III.

1869. Flamarion. — Des fistules thoraciques. Thèse de Strasbourg, 3e série, t. VIII.

1873. Choné. — Etude sur une variété d'abcès froids thoraciques. Thèse de Paris.

1876. Duplay. Abcès chroniques des parois thoraciques. Leçon recueillie par Marot. Progrès médical.

» Verneuil. — Lettre à Duplay. Prog. méd.

» Legrand. — Des abcès des parois du thorax, causes ou conséquences de lésions des organes thoraciques. Thèse de Paris.

» Palmade. — Carie costale et résection des côtes. Thèse de Paris.

1877. Duplay. — Pathologie externe, t. V, p. 534.

» Congrès de Genève. Analyse in Arch. gén., t. II.

1878. Paulet. — Article côtes. Dict. encycl. des sc. méd.

» Bousquet. — Abcès froids périostiques des parois du thorax. Arch. gén. de méd.

» Hermann Lossen. — Résection des côtes dans les abcès rétro-costaux. Berlin. Klin. Wochenschrift, et in Gaz. hebd. 1878.

1879. Gharvot. — Périostite externe chronique. Gaz. hebdom.

» Vesseaux. — Abcès froids idiopathiques des parois du thorax. Thèse de Paris.

1881. Pleurésie chronique. Abcès des parois du thorax avec foyer intra-thoracique. Gaz. des hôp.

1882. Cartier. — Abcès froids périostiques des parois du thorax. Thèse de Paris.

Paris. — A. Parent, imp. de la Fac. de médec., A. Davy, successeur, 52, rue Madame et rue M.-le-Prince, 14.

www.ingramcontent.com/pod-product-compliance
Lightning Source LLC
LaVergne TN
LVHW050430160826
845677LV00002BA/626

* 9 7 8 2 3 2 9 6 8 9 1 5 9 *